Aquí tienes cinco dietas y métodos mas populares y rutinas para adelgazar: todas en un solo libro. los pro y los contras de cada una y quienes pueden realizarlas según su condición física y mentales

1. Dieta cetogénica: Esta dieta se caracteriza por ser alta en grasas y baja en carbohidratos, lo que induce al cuerpo a entrar en un estado de cetosis, donde quema grasa en lugar de carbohidratos como fuente de energía.
2. Ayuno intermitente: Esta rutina implica alternar períodos de ayuno y alimentación. Puede haber diferentes enfoques, como el ayuno de 16/8 (ayuno durante 16 horas y comer durante una ventana de 8 horas) o el ayuno de un día completo a la semana.
3. Dieta mediterránea: Esta dieta se basa en los patrones alimentarios tradicionales de los países mediterráneos y se centra en alimentos saludables como frutas, verduras, pescado, aceite de oliva y nueces. También se limita el consumo de carnes rojas y alimentos procesados.
4. Entrenamiento de alta intensidad (HIIT, por sus siglas en inglés): Esta rutina de ejercicio implica realizar ejercicios de alta intensidad durante períodos cortos de tiempo, alternados con períodos de descanso. Ayuda a quemar calorías y mejorar la resistencia cardiovascular.
5. Dieta vegetariana o vegana: Estos estilos de alimentación excluyen la carne y, en el caso de la dieta vegana, también los productos de origen animal. Se enfocan en alimentos vegetales como frutas, verduras, granos enteros, legumbres y nueces, lo que puede ayudar a reducir el consumo de calorías y grasas saturadas.

Recuerda que antes de comenzar cualquier dieta o rutina de ejercicios, es importante consultar con un profesional de la salud para asegurarte de que sea adecuada para ti y tus necesidades individuales.

dieta cegenica para las 4 semanas del mes pasos y alimentación
Aquí tienes un ejemplo de una dieta cetogénica para cuatro semanas. Recuerda que esta es solo una sugerencia y es importante adaptarla a tus necesidades y preferencias individuales. Además, consulta a un profesional de la salud antes de comenzar cualquier dieta.

Semana 1:

Día 1:

- Desayuno: Huevos revueltos con aguacate y espinacas salteadas en aceite de oliva.
- Almuerzo: Ensalada de pollo a la parrilla con lechuga, pepino, tomate y aderezo bajo en carbohidratos.
- Cena: Salmón al horno con espárragos y mantequilla.
- Snacks: Almendras o nueces.

Día 2:

- Desayuno: Omelette de claras de huevo con queso y espinacas.
- Almuerzo: Ensalada de atún con aguacate, aceite de oliva y limón.
- Cena: Carne de res a la parrilla con brócoli salteado en aceite de oliva.
- Snacks: Palitos de apio con mantequilla de maní.

Día 3:

- Desayuno: Batido de proteínas con leche de almendras, espinacas y mantequilla de almendras.
- Almuerzo: Pechuga de pollo a la parrilla con espárragos envueltos en tocino.
- Cena: Filete de salmón a la parrilla con coliflor asada en aceite de oliva.
- Snacks: Queso cheddar en lonchas.

Día 4:

- Desayuno: Tortilla de huevo con queso, pimientos y cebolla.
- Almuerzo: Ensalada de aguacate con camarones a la parrilla, aderezada con aceite de oliva y vinagre.
- Cena: Carne de cerdo asada con calabacín salteado en aceite de coco.
- Snacks: Pepitas de calabaza.

Día 5:

- Desayuno: Yogur griego bajo en grasa con semillas de chía y frutos rojos.
- Almuerzo: Ensalada de pollo con espinacas, queso feta, aceitunas y aceite de oliva.
- Cena: Pechuga de pollo a la parrilla con col rizada salteada en aceite de coco.
- Snacks: Rodajas de pepino con guacamole.

Día 6 y 7: Repite los alimentos y comidas de los días anteriores.

Semana 2, 3 y 4: Repite los alimentos y comidas de la semana 1, haciendo algunas variaciones y añadiendo alimentos cetogénicos adicionales como carne de res, huevos, pescado, aguacate, aceite de oliva, nueces y semillas.

Recuerda beber suficiente agua y ajustar las porciones según tus necesidades individuales. La dieta cetogénica se basa en una ingesta baja en carbohidratos (generalmente menos de 50 gramos al día) y alta en grasas saludables, con una cantidad moderada de proteínas.

Aquí tienes una lista de alimentos cetogénicos que puedes incluir en tu dieta:

1. Carnes: Carne de res, cerdo, pollo, pavo, cordero, salchichas sin carbohidratos añadidos, bacon, jamón, carne de caza (como venado o conejo).
2. Pescados y mariscos: Salmón, trucha, atún, sardinas, camarones, langostinos, cangrejo, mejillones, ostras.
3. Huevos: Huevos enteros, yemas y claras.
4. Productos lácteos: Queso cheddar, queso suizo, queso de cabra, queso crema, mantequilla, crema espesa, yogur griego entero (sin azúcar añadida), leche de almendras sin azúcar.
5. Aceites y grasas saludables: Aceite de oliva, aceite de coco, aceite de aguacate, mantequilla, manteca de cerdo, sebo.
6. Verduras bajas en carbohidratos: Espinacas, col rizada, lechuga, brócoli, coliflor, pepino, apio, espárragos, calabacín, berenjena, champiñones, pimientos.
7. Aguacates: Son ricos en grasas saludables y fibra.
8. Frutos secos y semillas: Almendras, nueces, nueces de macadamia, pistachos, semillas de chía, semillas de lino, semillas de girasol.
9. Bebidas: Agua, café, té (sin azúcar añadida), agua con gas, infusiones de hierbas.
10. Edulcorantes bajos en carbohidratos: Stevia, eritritol, sucralosa (en moderación).

Recuerda que, si bien estos alimentos son bajos en carbohidratos, es importante equilibrar tu ingesta de proteínas y grasas de acuerdo con tus necesidades y metas individuales. También es fundamental consultar a un profesional de la salud antes de iniciar cualquier dieta para asegurarte de que es adecuada para ti.

quienes no pueden hacer una dieta cetogenica
La dieta cetogénica puede no ser adecuada para ciertas personas, especialmente aquellas con ciertas condiciones médicas o situaciones particulares. A continuación, se presentan algunos casos en los que se debe tener precaución o evitar la dieta cetogénica:

1. Personas con enfermedades hepáticas: La dieta cetogénica puede ejercer una carga adicional en el hígado debido al metabolismo de grasas y cetonas. Aquellos con enfermedades hepáticas preexistentes deben evitar esta dieta o seguirla bajo supervisión médica estricta.

2. Mujeres embarazadas o en período de lactancia: Durante el embarazo y la lactancia, el cuerpo requiere un equilibrio adecuado de nutrientes para garantizar el crecimiento y desarrollo adecuado del feto o el bebé. Es importante consultar a un profesional de la salud antes de realizar cualquier cambio en la dieta durante estas etapas.

3. Personas con trastornos alimentarios: Aquellos con trastornos alimentarios, como la anorexia o la bulimia, deben evitar la dieta cetogénica, ya que puede agravar estos trastornos y empeorar la relación con la comida.

4. Personas con enfermedades pancreáticas o problemas de vesícula biliar: La dieta cetogénica puede requerir una mayor producción de enzimas pancreáticas y bilis, lo que puede ser problemático para aquellos con trastornos pancreáticos o problemas de vesícula biliar.

5. Personas con enfermedades renales: La dieta cetogénica puede generar un aumento en la carga de trabajo renal debido al metabolismo de las proteínas y los cuerpos cetónicos. Aquellos con enfermedad renal crónica deben evitar esta dieta o seguirla bajo supervisión médica rigurosa.

6. Individuos con trastornos metabólicos raros: Existen ciertos trastornos metabólicos raros en los que el cuerpo no puede procesar adecuadamente las grasas o las cetonas. Estas personas deben evitar la dieta cetogénica y seguir las pautas dietéticas específicas recomendadas por sus profesionales de la salud.

Recuerda que es fundamental consultar con un profesional de la salud antes de iniciar cualquier dieta, especialmente si tienes alguna condición médica o situación especial que pueda afectar tu capacidad para seguir una dieta cetogénica de manera segura.

ayuno intermitente para 4 semanas

Aquí tienes un ejemplo de un programa de ayuno intermitente para cuatro semanas. Recuerda que el ayuno intermitente puede ser adecuado para algunas personas, pero es importante consultar con un profesional de la salud antes de comenzar cualquier programa de ayuno, especialmente si tienes alguna condición médica o tomas medicamentos.

Semana 1:

Día 1:

- Ayuno de 16/8: Ayuna durante 16 horas y establece una ventana de alimentación de 8 horas. Por ejemplo, puedes comenzar a ayunar después de la cena a las 8 p.m. y romper el ayuno al mediodía del día siguiente.

Día 2:

- Ayuno de 24 horas: Ayuna durante todo el día y rompe el ayuno al día siguiente a la misma hora. Por ejemplo, si comenzaste el ayuno a las 8 p.m. del día anterior, puedes comer tu primera comida a las 8 p.m. de este día.

Día 3:

- Ayuno de 16/8.

Día 4:

- Ayuno de 20/4: Ayuna durante 20 horas y establece una ventana de alimentación de 4 horas. Por ejemplo, puedes ayunar desde las 10 p.m. hasta las 6 p.m. del día siguiente, y comer tus comidas entre las 6 p.m. y las 10 p.m.

Día 5:

- Ayuno de 16/8.

Día 6 y 7: Repite los protocolos de ayuno de los días anteriores o elige el protocolo que te resulte más cómodo.

Semana 2, 3 y 4: Repite los protocolos de ayuno de la semana 1, alternando entre diferentes patrones de ayuno como 16/8, 20/4 y 24 horas. Puedes ajustar los días y horarios de ayuno según tu horario y preferencias personales.

Recuerda mantener una alimentación equilibrada y saludable durante tu ventana de alimentación. Asegúrate de incluir una variedad de alimentos nutritivos como frutas, verduras, proteínas magras, granos enteros y grasas saludables.

Es importante escuchar a tu cuerpo durante el ayuno y ajustar los protocolos según tus necesidades individuales. Si experimentas algún malestar o síntoma negativo, debes interrumpir el ayuno y buscar orientación médica.

Ten en cuenta que el ayuno intermitente puede no ser adecuado para todas las personas, especialmente aquellas con problemas de salud o condiciones médicas. Siempre es recomendable consultar a un profesional de la salud antes de iniciar cualquier programa de ayuno.
menciona una lista de alimentos de ayuno intermitente

En el ayuno intermitente, el enfoque está en establecer períodos de ayuno y períodos de alimentación. Durante los períodos de alimentación, es importante consumir alimentos saludables y nutritivos. A continuación, te menciono una lista de alimentos que puedes incluir en tu ventana de alimentación durante el ayuno intermitente:

1. Proteínas magras: Pollo, pavo, pescado, carne de res magra, huevos, tofu, tempeh.
2. Vegetales sin almidón: Espinacas, col rizada, brócoli, coliflor, pepino, calabacín, champiñones, pimientos, tomates, berenjenas.
3. Frutas: Manzanas, bayas (fresas, arándanos, frambuesas), naranjas, plátanos, uvas, melón, sandía.
4. Granos enteros: Arroz integral, quinoa, avena, cebada, bulgur, trigo sarraceno.
5. Legumbres: Lentejas, garbanzos, frijoles negros, frijoles rojos, guisantes.
6. Lácteos y alternativas: Yogur griego sin azúcar, leche de almendras sin azúcar, leche de coco, queso cottage, queso ricotta.
7. Fuentes saludables de grasas: Aguacate, nueces, almendras, semillas de chía, semillas de lino, aceite de oliva, aceite de coco, mantequilla de nueces.

8. Proteínas vegetales: Tofu, tempeh, proteína de guisante, proteína de suero de leche.
9. Alimentos fermentados: Chucrut, kimchi, yogur probiótico.

Recuerda mantener un equilibrio adecuado de macronutrientes (proteínas, carbohidratos y grasas) y ajustar las porciones según tus necesidades y metas individuales. Además, es importante elegir alimentos integrales y minimizar el consumo de alimentos procesados y con alto contenido de azúcares añadidos.

Siempre es recomendable consultar a un profesional de la salud o a un nutricionista para obtener una guía personalizada sobre tu alimentación durante el ayuno intermitente.

quienes no pueden realizar un ayuno intermitente
El ayuno intermitente puede no ser adecuado para algunas personas debido a ciertas condiciones médicas o situaciones particulares. Aquí hay algunos casos en los que se debe tener precaución o evitar el ayuno intermitente:

1. Mujeres embarazadas o en período de lactancia: Durante el embarazo y la lactancia, se necesita una ingesta adecuada de nutrientes para el crecimiento y desarrollo del bebé. El ayuno intermitente puede no proporcionar los nutrientes necesarios en estas etapas y debe evitarse.
2. Personas con trastornos alimentarios: Aquellos que tienen antecedentes de trastornos alimentarios como anorexia nerviosa, bulimia o trastorno por atracón deben evitar el ayuno intermitente, ya que puede desencadenar o empeorar los comportamientos y patrones de alimentación poco saludables.
3. Personas con diabetes o hipoglucemia: Aquellos que tienen diabetes tipo 1, diabetes tipo 2 o hipoglucemia pueden experimentar fluctuaciones peligrosas en los niveles de azúcar en la sangre durante el ayuno. Es fundamental trabajar con un profesional de la salud para manejar adecuadamente la glucosa en la sangre y determinar si el ayuno intermitente es seguro en estos casos.
4. Personas con problemas de salud crónicos: Aquellos con enfermedades crónicas, como enfermedades cardíacas, enfermedades renales, enfermedades hepáticas o trastornos del sueño, deben consultar a su médico antes de intentar el ayuno intermitente, ya que puede afectar negativamente su condición de salud.

5. Personas con antecedentes de trastornos de la conducta alimentaria: Aquellos que han tenido trastornos de la conducta alimentaria en el pasado o están en proceso de recuperación deben evitar el ayuno intermitente, ya que puede desencadenar patrones de pensamiento y comportamientos poco saludables relacionados con la alimentación y el control de peso.

Siempre es importante consultar con un profesional de la salud antes de comenzar cualquier programa de ayuno intermitente o hacer cambios significativos en la alimentación, especialmente si tienes alguna condición médica o tomas medicamentos. Cada persona es única y las recomendaciones pueden variar según las circunstancias individuales.

dieta mediterránea para 4 semanas
Aquí tienes un ejemplo de un plan de dieta mediterránea para cuatro semanas. La dieta mediterránea se basa en los patrones alimentarios tradicionales de los países mediterráneos y se caracteriza por un consumo abundante de frutas, verduras, legumbres, granos enteros, pescado, aceite de oliva y moderado consumo de lácteos, carnes y vino tinto. Recuerda que esta es solo una sugerencia y puedes adaptarla según tus necesidades y preferencias individuales.

Semana 1:

Día 1:

- Desayuno: Yogur griego con frutas frescas y nueces.
- Almuerzo: Ensalada griega con lechuga, tomate, pepino, aceitunas, queso feta y aceite de oliva.
- Cena: Salmón a la parrilla con espárragos y patatas asadas en aceite de oliva.
- Snacks: Zanahorias crujientes con hummus.

Día 2:

- Desayuno: Tortilla de espinacas y champiñones con una rebanada de pan integral.
- Almuerzo: Ensalada de garbanzos con pimientos, cebolla, aceitunas y aderezo de vinagre de vino tinto.
- Cena: Pollo al horno con ensalada de espinacas, nueces y queso de cabra.
- Snacks: Un puñado de almendras.

Día 3:

- Desayuno: Tazón de avena con frutas secas y semillas.
- Almuerzo: Sopa de lentejas con una rebanada de pan integral.
- Cena: Ensalada de atún con lechuga, tomate, pepino, huevo duro y aceite de oliva.
- Snacks: Yogur griego con miel y nueces.

Día 4:

- Desayuno: Pan integral tostado con aguacate y tomate.
- Almuerzo: Ensalada de quínoa con espinacas, tomate, pepino, aceitunas y aderezo de limón.
- Cena: Pescado a la parrilla con verduras asadas (berenjena, calabacín, pimientos) en aceite de oliva.
- Snacks: Palitos de zanahoria con hummus.

Día 5:

- Desayuno: Batido de frutas y leche de almendras.
- Almuerzo: Wrap de pollo a la parrilla con verduras (pepino, tomate, lechuga) y salsa de yogur.
- Cena: Paella de mariscos con arroz integral y verduras.
- Snacks: Un puñado de nueces.

Día 6 y 7: Repite los alimentos y comidas de los días anteriores.

Semana 2, 3 y 4: Repite los alimentos y comidas de la semana 1, haciendo algunas variaciones y añadiendo nuevos alimentos y recetas mediterráneas que te gusten. Asegúrate de incluir una variedad de frutas, verduras, legumbres, pescado, aceite de oliva, nueces y granos enteros en tu dieta.

Recuerda beber suficiente agua, limitar el consumo de alimentos procesados y disfrutar de las comidas en un ambiente relajado y social. La dieta mediterránea no solo se trata de los alimentos, sino también del estilo de vida saludable y activo que la acompaña.

Si tienes alguna condición médica o requerimientos dietéticos especiales, es importante consultar a un profesional de la salud o nutricionista antes de comenzar cualquier dieta.
los alimentos para la dieta mediterránea

Aquí tienes una lista de alimentos comunes en la dieta mediterránea:

1. Frutas: Manzanas, peras, naranjas, plátanos, uvas, melocotones, melones, fresas, arándanos, aguacates, higos, limones, limas, granadas.
2. Verduras: Tomates, pepinos, pimientos, espinacas, acelgas, brócoli, zanahorias, calabacines, berenjenas, cebollas, ajos, espárragos, champiñones, col rizada, lechuga, remolacha.
3. Legumbres: Garbanzos, lentejas, frijoles, habas, guisantes.
4. Cereales y granos enteros: Arroz integral, quinoa, cuscús, bulgur, avena, pan integral, pasta de trigo integral.
5. Pescados y mariscos: Salmón, atún, sardinas, trucha, lubina, mejillones, camarones, langostinos, calamares, pulpo.
6. Carne blanca: Pollo, pavo.
7. Productos lácteos: Queso feta, queso de cabra, yogur griego, leche, mantequilla.
8. Huevos: Huevos de gallina.
9. Frutos secos y semillas: Almendras, nueces, avellanas, pistachos, semillas de girasol, semillas de calabaza.
10. Aceites y grasas saludables: Aceite de oliva virgen extra, aceite de aguacate, aceite de coco, aguacates.
11. Hierbas y especias: Albahaca, orégano, tomillo, romero, perejil, ajo en polvo, cúrcuma, comino, canela.
12. Bebidas: Agua, vino tinto (consumido con moderación), té verde, infusiones de hierbas.

Es importante destacar que en la dieta mediterránea se busca la calidad de los alimentos, por lo que se recomienda elegir opciones frescas, locales y de temporada siempre que sea posible. Además, se fomenta el consumo moderado de vino tinto, pero esto puede omitirse si no se consume alcohol o no es adecuado para ti.

Recuerda que la dieta mediterránea se basa en un estilo de vida saludable en general, que incluye una actividad física regular y el disfrute de las comidas en compañía. Siempre es recomendable consultar a un profesional de la salud o nutricionista para obtener una guía personalizada sobre la dieta mediterránea y adaptarla a tus necesidades individuales.

dieta de entrenamiento de alta intensidad
Aquí tienes un ejemplo de una dieta para complementar un entrenamiento de alta intensidad. Recuerda que cada persona es diferente, por lo que es

importante adaptar la dieta según tus necesidades y metas individuales. También es recomendable consultar a un profesional de la salud o un nutricionista para obtener una guía personalizada.

Desayuno:

- Opción 1: Batido de proteínas con leche de almendras, plátano, espinacas y una cucharada de mantequilla de almendras.
- Opción 2: Tazón de avena con bayas mixtas, semillas de chía y una cucharada de mantequilla de maní.

Merienda de media mañana:

- Yogur griego bajo en grasa con una cucharada de granola y frutas frescas.

Almuerzo:

- Opción 1: Ensalada de pollo a la parrilla con espinacas, tomate, pepino, aguacate y aderezo bajo en grasa.
- Opción 2: Sándwich de pavo con pan integral, lechuga, tomate, aguacate y mostaza.

Merienda de la tarde:

- Batido de proteínas con leche de almendras, plátano, espinacas y una cucharada de mantequilla de almendras.

Cena:

- Opción 1: Salmón al horno con espárragos y quinoa.
- Opción 2: Pollo al curry con verduras mixtas y arroz integral.

Merienda antes de dormir:

- Batido de proteínas con leche de almendras y una cucharada de mantequilla de maní.

Recuerda que durante los entrenamientos de alta intensidad es importante mantenerse bien hidratado. Bebe suficiente agua a lo largo del día y, si es necesario, considera incluir bebidas deportivas para reponer los electrolitos perdidos durante el ejercicio intenso.

Además, ajusta las porciones de acuerdo con tus necesidades calóricas y objetivos de entrenamiento. Siempre escucha a tu cuerpo y adáptate a medida que avanzas en tu programa de entrenamiento de alta intensidad.

lista de alimentos para una dieta de alta intensidad
Aquí tienes una lista de alimentos que puedes incluir en una dieta para un entrenamiento de alta intensidad. Estos alimentos proporcionan energía, nutrientes y ayudan en la recuperación muscular:

Proteínas:

- Carne magra: Pollo, pavo, ternera, cerdo.
- Pescados y mariscos: Salmón, atún, trucha, camarones, langostinos.
- Huevos.
- Lácteos: Leche, yogur griego bajo en grasa, queso cottage.
- Legumbres: Lentejas, garbanzos, frijoles, guisantes.
- Tofu y tempeh.
- Proteínas en polvo: Whey, caseína, proteína vegana.

Carbohidratos complejos:

- Arroz integral.
- Quinoa.
- Avena.
- Batatas o camotes.
- Pasta integral.
- Pan integral.
- Cereales integrales.
- Frutas: Plátanos, manzanas, naranjas, bayas, kiwis.

Grasas saludables:

- Aguacate.
- Aceite de oliva virgen extra.
- Aceite de coco.
- Frutos secos: almendras, nueces, nueces de Brasil, avellanas.
- Semillas: chía, lino, girasol, calabaza.
- Mantequilla de maní o almendras.

Verduras y hortalizas:

- Espinacas.
- Brócoli.
- Col rizada.
- Tomates.
- Zanahorias.
- Pimientos.
- Calabacín.
- Berenjenas.
- Pepinos.

Snacks y alimentos adicionales:

- Yogur griego bajo en grasa.
- Palitos de zanahoria y apio con hummus.
- Barritas de proteínas.
- Batidos de proteínas.
- Agua y bebidas deportivas para mantenerse hidratado.

Recuerda que la distribución de los alimentos y las porciones dependerá de tus necesidades individuales, objetivos de entrenamiento y preferencias personales. Es recomendable consultar a un nutricionista o profesional de la salud para que te brinde una guía personalizada y ajustada a tus necesidades específicas. Además, asegúrate de mantener una hidratación adecuada y escuchar a tu cuerpo para adaptar la dieta según sea necesario.

quienes pueden hacer la dieta de alta intensidad
La dieta de alta intensidad está diseñada para personas que realizan entrenamientos o actividades físicas intensas y buscan maximizar su rendimiento y recuperación. Por lo general, este tipo de dieta es adecuada para:Atletas y deportistas: Aquellos que participan en deportes de alto rendimiento, entrenamientos intensos o competencias deportivas pueden beneficiarse de una dieta de alta intensidad para optimizar su rendimiento físico y apoyar su recuperación muscular.

1. Personas activas: Aquellos que realizan regularmente actividades físicas intensas como levantamiento de pesas, entrenamiento de resistencia, ejercicios cardiovasculares intensos o actividades deportivas que requieren un esfuerzo significativo pueden seguir una dieta de alta intensidad para satisfacer sus necesidades nutricionales.

2. Individuos con metas de composición corporal: Aquellos que desean aumentar su masa muscular, reducir su porcentaje de grasa corporal o mejorar su forma física general pueden adoptar una dieta de alta intensidad para respaldar sus objetivos de composición corporal.

Es importante tener en cuenta que cada persona es única y tiene diferentes necesidades y tolerancias. Antes de comenzar cualquier dieta de alta intensidad, se recomienda consultar a un nutricionista o profesional de la salud para evaluar tu estado de salud, objetivos y necesidades individuales. También es importante asegurarse de seguir una dieta equilibrada y variada que proporcione todos los nutrientes esenciales para el rendimiento y la salud en general.

dieta vegetariana o vegana para 4 semanas

Aquí tienes un ejemplo de una dieta vegetariana o vegana para cuatro semanas. Recuerda que esta es solo una sugerencia y puedes adaptarla según tus necesidades y preferencias individuales. Es importante asegurarse de obtener una variedad de alimentos para cubrir tus necesidades nutricionales. Si tienes alguna preocupación o requerimientos específicos, es recomendable consultar a un nutricionista o profesional de la salud para obtener una guía personalizada.

Semana 1:

Día 1:

- Desayuno: Tazón de avena con leche vegetal, semillas de chía, frutas frescas y nueces.
- Almuerzo: Ensalada de garbanzos con pepino, tomate, cebolla, pimientos y aderezo de aceite de oliva y limón.
- Cena: Tacos vegetarianos con tortillas de maíz, frijoles negros, aguacate, lechuga, tomate y salsa de yogur vegano.

- Snacks: Zanahorias crujientes con hummus.

Día 2:

- Desayuno: Batido verde con espinacas, plátano, leche vegetal y mantequilla de almendras.

- Almuerzo: Buddha Bowl con quinoa, tofu a la parrilla, brócoli, zanahorias ralladas, remolacha, aguacate y aderezo de tahini.
- Cena: Pasta integral con salsa marinara, champiñones, espinacas y levadura nutricional.
- Snacks: Palitos de apio con mantequilla de maní.

Día 3:

- Desayuno: Tostadas de aguacate con tomate y semillas de calabaza.
- Almuerzo: Ensalada de lentejas con espinacas, tomate, pepino, cebolla morada y aderezo de vinagreta balsámica.
- Cena: Curry de garbanzos y vegetales con arroz integral.
- Snacks: Rodajas de manzana con mantequilla de almendras.

Día 4:

- Desayuno: Panqueques de avena y plátano acompañados de frutas frescas y sirope de arce.
- Almuerzo: Wrap de falafel con pan de pita integral, hummus, vegetales frescos y salsa de yogur vegano.
- Cena: Fajitas de tofu y pimientos con tortillas de trigo integral y guacamole.
- Snacks: Un puñado de nueces mixtas.

Día 5:

- Desayuno: Yogur de coco sin azúcar con granola y frutas frescas.
- Almuerzo: Sopa de verduras y lentejas con una rebanada de pan integral.
- Cena: Stir-fry de tofu con vegetales (brócoli, zanahorias, champiñones) y arroz integral.
- Snacks: Batido de proteínas vegano con leche vegetal y frutas congeladas.

Día 6 y 7: Repite los alimentos y comidas de los días anteriores.

Semana 2, 3 y 4: Repite los alimentos y comidas de la semana 1, haciendo algunas variaciones y añadiendo nuevos alimentos y recetas vegetarianas o veganas que te gusten. Asegúrate de incluir una variedad de frutas, verduras, legumbres, granos enteros, nueces y semillas en tu dieta.

Recuerda adaptar las porciones según tus necesidades calóricas y objetivos individuales. Además, asegúrate de obtener suficiente proteína, hierro, calcio, vitamina B12 y otros nutrientes clave para una dieta vegetariana o vegana equilibrada. Siempre es recomendable consultar a un nutricionista o profesional de la salud para obtener una guía personalizada y adaptada a tus necesidades específicas.

 lista de alimentos vegetarianos o veganos
Aquí tienes una lista de alimentos vegetarianos y veganos que puedes incluir en tu dieta:

Proteínas vegetales:

- Legumbres: Garbanzos, lentejas, frijoles, guisantes.
- Tofu y tempeh.
- Seitan.
- Proteína de soja texturizada.
- Productos a base de soja: Leche de soja, yogur de soja, queso de soja.
- Quinoa.
- Chía y semillas de lino.
- Frutos secos: Almendras, nueces, avellanas, pistachos.
- Semillas: Girasol, calabaza, sésamo.
- Mantequillas de frutos secos: Mantequilla de maní, almendra, nuez.

Granos y cereales:

- Arroz integral.
- Quinoa.
- Avena.
- Trigo sarraceno.
- Cebada.
- Pasta integral.
- Pan integral.

Verduras y hortalizas:

- Espinacas.
- Brócoli.
- Col rizada.
- Tomates.

- Zanahorias.
- Pimientos.
- Calabacín.

- Berenjenas.
- Pepinos.
- Remolachas.
- Champiñones.
- Espárragos.
- Lechugas y hojas verdes.

Frutas:

- Manzanas.
- Plátanos.
- Naranjas.
- Fresas.
- Arándanos.
- Uvas.
- Kiwis.
- Mangos.
- Piñas.
- Aguacates.

Lácteos y alternativas veganas:

- Leche de almendras, avena, soja, coco.
- Yogur de soja, coco o almendras.
- Queso vegano (a base de nueces o soja).
- Mantequilla vegana (a base de aceite de coco o aceite vegetal).

Grasas saludables:

- Aceite de oliva virgen extra.
- Aceite de coco.
- Aguacates.
- Frutos secos y semillas.

Condimentos y sabores:

- Salsa de soja.
- Tahini.
- Levadura nutricional (para dar sabor a quesos veganos).
- Salsa de tomate.

Especias y hierbas frescas (orégano, albahaca, cilantro, perejil, etc.).

Esta lista incluye solo una selección de alimentos vegetarianos y veganos. Recuerda que puedes combinar estos alimentos para crear una variedad de platos y asegurarte de obtener todos los nutrientes necesarios en tu dieta. Además, es importante consultar a un nutricionista o profesional de la salud para obtener una guía personalizada y adaptada a tus necesidades específicas.

quienes no pueden hacer una dieta vegetariana o vegana

La dieta vegetariana o vegana puede no ser adecuada para ciertas personas debido a ciertas condiciones médicas o necesidades nutricionales específicas. A continuación, se presentan algunos casos en los que se debe tener precaución o evitar una dieta vegetariana o vegana:

1. Deficiencias nutricionales preexistentes: Si ya tienes deficiencias de nutrientes como hierro, vitamina B12, calcio, zinc o ácidos grasos omega-3, puede ser más desafiante obtener estos nutrientes clave en una dieta vegetariana o vegana. En estos casos, es importante trabajar con un profesional de la salud para asegurarse de que tu dieta esté equilibrada y obtener suficientes nutrientes.
2. Embarazo y lactancia: Durante el embarazo y la lactancia, es fundamental asegurarse de obtener todos los nutrientes necesarios para el crecimiento y desarrollo adecuado del bebé. Algunos nutrientes críticos, como el hierro y la vitamina B12, pueden ser más difíciles de obtener en una dieta vegetariana o vegana. Es recomendable trabajar con un profesional de la salud para obtener una guía nutricional adecuada durante estas etapas.
3. Niños y adolescentes: Los niños y adolescentes tienen necesidades nutricionales únicas debido a su rápido crecimiento y desarrollo. Si se opta por una dieta vegetariana o vegana en estas etapas, es importante asegurarse de que se cubran todas las necesidades nutricionales adecuadas para el crecimiento y desarrollo óptimos. Se recomienda trabajar con un pediatra o nutricionista especializado en nutrición infantil para garantizar una dieta equilibrada.
4. Personas con enfermedades crónicas: Aquellos con enfermedades crónicas, como enfermedades renales, trastornos gastrointestinales, enfermedades autoinmunes o diabetes, pueden tener necesidades nutricionales específicas y pueden requerir una dieta más individualizada. Es esencial trabajar con un profesional de la salud para asegurarse de que se satisfagan las necesidades nutricionales adecuadas.

5. Personas con alergias o intolerancias alimentarias: Algunas personas pueden tener alergias o intolerancias alimentarias que limitan aún más su capacidad de seguir una dieta vegetariana o vegana. En estos casos, se debe

tener cuidado adicional para asegurarse de obtener todos los nutrientes necesarios sin poner en riesgo la salud.

Si te encuentras en alguna de estas situaciones, es recomendable trabajar con un profesional de la salud, como un nutricionista, para adaptar la dieta a tus necesidades y asegurarte de obtener todos los nutrientes necesarios para una salud óptima.

Aquí tienes una lista de hábitos saludables que pueden ayudarte a adelgazar:

1. Controlar las porciones: Presta atención al tamaño de las porciones y evita comer en exceso. Utiliza platos más pequeños para controlar las cantidades.
2. Comer conscientemente: Come despacio, saboreando cada bocado y prestando atención a las señales de saciedad de tu cuerpo. Evita comer frente al televisor o mientras realizas otras actividades, ya que esto puede llevar a comer en exceso.
3. Priorizar alimentos nutritivos: Opta por alimentos ricos en nutrientes como frutas, verduras, granos integrales, proteínas magras y grasas saludables. Estos alimentos te mantendrán saciado/a por más tiempo y proporcionarán los nutrientes necesarios para una buena salud.
4. Beber suficiente agua: Mantente hidratado/a bebiendo agua a lo largo del día. El agua ayuda a mantener el metabolismo activo y puede reducir el apetito.
5. Evitar alimentos procesados y azúcares añadidos: Limita el consumo de alimentos procesados, como comida rápida, snacks empacados y refrescos. Estos alimentos suelen ser altos en calorías, grasas saturadas y azúcares añadidos, lo que dificulta la pérdida de peso.
6. Planificar las comidas: Organiza tus comidas con antelación, incluyendo opciones saludables y equilibradas. Esto te ayudará a evitar recurrir a opciones poco saludables cuando tengas hambre.
7. Realizar actividad física regularmente: Incorpora ejercicio en tu rutina diaria. Puede ser cualquier actividad que disfrutes, como caminar, correr, nadar, hacer yoga o bailar. El ejercicio ayuda a quemar calorías, aumentar el metabolismo y fortalecer los músculos.
8. Dormir lo suficiente: El descanso adecuado es crucial para la pérdida de peso. Intenta dormir de 7 a 8 horas por noche, ya que la falta de sueño puede afectar el equilibrio hormonal y aumentar los antojos de alimentos poco saludables.
9. Controlar el estrés: Encuentra formas saludables de manejar el estrés, como practicar meditación, yoga, técnicas de respiración o actividades relajantes. El estrés puede desencadenar el deseo de comer en exceso o recurrir a alimentos poco saludables.

10. Mantener un registro de alimentos: Llevar un registro de los alimentos que consumes puede ayudarte a ser consciente de tus elecciones y controlar las calorías. Puedes utilizar aplicaciones móviles o llevar un diario de alimentos.

Cuando se trata de alimentos antes de dormir, es recomendable evitar aquellos que pueden dificultar la calidad del sueño o aumentar la sensación de acidez estomacal. Aquí tienes una lista de alimentos que generalmente se sugiere evitar antes de ir a dormir:

1. Cafeína: Bebidas como café, té negro, bebidas energéticas y algunos refrescos contienen cafeína, un estimulante que puede dificultar conciliar el sueño. Es mejor evitar consumir estos productos varias horas antes de acostarte.
2. Alimentos picantes: Los alimentos picantes pueden causar acidez estomacal y malestar digestivo, lo que puede interferir con tu capacidad para dormir bien. Evita comidas condimentadas o picantes antes de ir a la cama.
3. Comidas pesadas y grasosas: Las comidas pesadas y ricas en grasas pueden requerir una digestión prolongada, lo que puede causar malestar estomacal y dificultar el sueño. Trata de evitar alimentos fritos, carnes grasas y comidas abundantes antes de dormir.
4. Alimentos con alto contenido de azúcar: Los alimentos ricos en azúcar, como dulces, postres y bebidas azucaradas, pueden aumentar los niveles de energía y dificultar la relajación necesaria para conciliar el sueño. Intenta limitar el consumo de estos alimentos antes de acostarte.
5. Bebidas alcohólicas: Aunque el alcohol puede tener un efecto sedante inicial, también puede interrumpir el sueño y reducir su calidad. Además, puede provocar la necesidad de despertarse durante la noche para ir al baño. Si decides consumir alcohol, hazlo con moderación y evita hacerlo justo antes de acostarte.

Recuerda que cada persona puede tener diferentes tolerancias y reacciones a los alimentos antes de dormir. Si tienes problemas de sueño o acidez estomacal, es recomendable hablar con un profesional de la salud para obtener orientación personalizada.

Recuerda que es importante consultar con un profesional de la salud antes de iniciar cualquier programa de pérdida de peso para recibir una orientación personalizada.

Aquí tienes algunas rutinas de ejercicios que puedes incorporar en tu plan para adelgazar:

1. Rutina de cardio:
   - Correr o caminar rápido durante 30 minutos.
   - Saltar la cuerda durante 10-15 minutos.
   - Hacer ciclismo enérgico durante 30 minutos.
   - Realizar una clase de baile o aeróbicos durante 45 minutos.

2. Entrenamiento de intervalos de alta intensidad (HIIT):
   - Realizar ejercicios de saltos de tijera durante 30 segundos, seguido de 30 segundos de descanso. Repetir durante 10-15 minutos.
   - Alternar entre sprints de alta intensidad de 30 segundos y caminar o trotar ligero durante 1 minuto. Repetir durante 15-20 minutos.
   - Hacer una combinación de ejercicios como burpees, sentadillas, flexiones y planchas durante 20 segundos cada uno, seguido de 10 segundos de descanso. Repetir durante 10-15 minutos.
3. Rutina de fuerza:
   - Realizar una serie de sentadillas (10-12 repeticiones), seguida de una serie de flexiones de brazos (10-12 repeticiones). Repetir durante 3-4 sets.
   - Hacer una serie de levantamiento de pesas con mancuernas o barra para trabajar los músculos principales como piernas, espalda, pecho y brazos. Realizar de 8 a 12 repeticiones por ejercicio y repetir durante 3-4 sets.
   - Incorporar ejercicios de peso corporal como zancadas, planchas, abdominales y fondos de tríceps. Realizar de 10 a 15 repeticiones por ejercicio y repetir durante 3-4 sets.

Recuerda calentar adecuadamente antes de cada rutina y estirar al finalizar para evitar lesiones. También es importante adaptar las rutinas a tu nivel de condición física y consultar con un profesional de la salud antes de iniciar cualquier programa de ejercicios, especialmente si tienes alguna condición médica preexistente.

---

listado de alimentos perjudiciales para la salud
Es importante destacar que cualquier alimento puede ser perjudicial para la salud si se consume en exceso o si se tiene una condición médica específica. Sin embargo, aquí tienes una lista de alimentos que generalmente se consideran poco saludables y se recomienda limitar en una dieta equilibrada:

1. Alimentos ultraprocesados: Los alimentos ultraprocesados, como las papas fritas, los snacks envasados, los cereales azucarados y las comidas rápidas, suelen ser altos en grasas saturadas, grasas trans, azúcares añadidos, sal y aditivos poco saludables.
2. Bebidas azucaradas: Las bebidas azucaradas, como los refrescos, los jugos comerciales y las bebidas energéticas, suelen ser altas en calorías y azúcares añadidos. Su consumo se ha relacionado con un mayor riesgo de obesidad, diabetes tipo 2 y enfermedades cardiovasculares.
3. Carnes procesadas: Las carnes procesadas, como el tocino, las salchichas, los embutidos y el jamón, suelen ser altas en sodio y grasas saturadas. El consumo frecuente de carnes procesadas se ha relacionado con un mayor riesgo de enfermedades cardiovasculares y cáncer colorrectal.
4. Bollería industrial: Los productos de bollería industrial, como los pasteles, las galletas y los cruasanes, suelen contener altas cantidades de azúcares refinados, grasas saturadas y aditivos poco saludables. Su consumo excesivo puede contribuir al aumento de peso y elevar el riesgo de enfermedades crónicas.
5. Alimentos fritos: Los alimentos fritos, como las papas fritas, los aros de cebolla y los alimentos empanizados, suelen ser altos en grasas saturadas y calorías. Su consumo en exceso puede contribuir al aumento de peso y elevar el riesgo de enfermedades cardiovasculares.

6. Alimentos ricos en grasas saturadas: Algunos alimentos ricos en grasas saturadas, como la mantequilla, la crema de leche, los productos lácteos enteros, las carnes grasas y la piel del pollo, pueden elevar el nivel de colesterol y aumentar el riesgo de enfermedades cardíacas.
7. Alimentos con alto contenido de sal: Los alimentos con alto contenido de sal, como las comidas rápidas, los embutidos, los alimentos enlatados y los aperitivos salados, pueden contribuir a la hipertensión arterial y aumentar el riesgo de enfermedades cardiovasculares.

recuera estos consejos antes de empezar una dieta Para mantener una buena alimentación, es recomendable adoptar los siguientes hábitos saludables:

1. Consumir una variedad de alimentos: Incluye una amplia variedad de alimentos en tu dieta diaria para obtener una gama completa de nutrientes. Asegúrate de incluir frutas, verduras, granos integrales, proteínas magras y grasas saludables en tus comidas.
2. Controlar las porciones: Presta atención al tamaño de las porciones y evita comer en exceso. Utiliza platos más pequeños para controlar las cantidades y come despacio, saboreando cada bocado.
3. Priorizar alimentos frescos y naturales: Opta por alimentos frescos y minimamente procesados en lugar de opciones altamente procesadas. Los alimentos frescos tienden a ser más ricos en nutrientes y tienen menos aditivos y azúcares añadidos.
4. Limitar el consumo de azúcares añadidos: Reduce la ingesta de alimentos y bebidas con alto contenido de azúcares añadidos, como refrescos, postres y productos de repostería. Lee las etiquetas de los alimentos y busca alternativas más saludables y bajas en azúcar.
5. Hidratarse adecuadamente: Bebe suficiente agua a lo largo del día para mantener tu cuerpo hidratado. Limita el consumo de bebidas azucaradas, refrescos y jugos comerciales, ya que pueden contener una gran cantidad de calorías vacías.
6. Comer porciones adecuadas de proteínas: Incluye fuentes de proteínas magras en tus comidas, como carnes magras, aves, pescado, huevos, legumbres y productos lácteos bajos en grasa. Las proteínas ayudan a mantener la saciedad y promueven la reparación y el crecimiento muscular.
7. Incrementar la ingesta de frutas y verduras: Consume al menos cinco porciones de frutas y verduras al día. Son ricas en vitaminas, minerales, fibra y antioxidantes, y pueden ayudar a mantener un sistema inmunológico saludable y a prevenir enfermedades.
8. Incorporar granos integrales: Elige granos integrales en lugar de granos refinados, ya que son ricos en fibra y nutrientes. Opta por opciones como arroz integral, quinoa, avena y pan integral.
9. Limitar el consumo de grasas saturadas y trans: Reduce la ingesta de grasas saturadas, presentes en alimentos como carnes grasas, productos lácteos enteros y alimentos fritos. Evita las grasas trans, presentes en alimentos procesados y bollería industrial.

10. Planificar las comidas y meriendas: Organiza tus comidas y meriendas con anticipación para evitar recurrir a opciones poco saludables cuando tengas hambre. Planificar las comidas también te permite tener un control más efectivo sobre los ingredientes y las porciones que consumes.

Escribe tus rutinas semanales

Día 1

Día 2

Día 3

Día 4

Día 5

Día 6

Día 7

Día 8

Día 9

Día 10

Día 11

Día 12

Día 13

Día 14

Día 15

Día 16

Día 17

Día 18

Día 19

Día 20

Día 21

Día 22

Día 23

Día 24

Día 25

Día 26

Día 27

Día 28

Día 29

Día 30

Día 31